ÉCOLE DE MÉDECINE DE MARSEILLE

(Conférence des Suppléants)

COURS

DE

CHIRURGIE D'ARMÉE

Du Docteur QUEIREL

CHIRURGIEN EN CHEF DES HÔPITAUX
PROFESSEUR SUPPLÉANT A L'ÉCOLE DE MÉDECINE
CHEVALIER DE LA LÉGION-D'HONNEUR

MARSEILLE

TYP. ET LITH. BARLATIER-FEISSAT PÈRE ET FILS
RUE VENTURE, 19

1876.

ÉCOLE DE MÉDECINE DE MARSEILLE

(Conférence des Suppléants)

COURS DE CHIRURGIE D'ARMÉE

Du Docteur QUEIREL

CHIRURGIEN EN CHEF DES HÔPITAUX
PROFESSEUR SUPPLÉANT A L'ÉCOLE DE MÉDECINE
CHEVALIER DE LA LÉGION-D'HONNEUR

MARSEILLE

TYP. ET LITH. BARLATIER-FEISSAT PÈRE ET FILS
RUE VENTURE, 19

1876.

ÉCOLE DE MÉDECINE DE MARSEILLE

(Conférence des Suppléants)

COURS DE CHIRURGIE D'ARMÉE

Messieurs,

En prenant possession de cette chaire, mon émotion est bien légitime et vous comprendrez qu'elle est due à la crainte de ne pas être à la hauteur de la mission qui m'est confiée. Bien des professeurs de cette école seraient plus autorisés que moi à vous parler de chirurgie militaire, mais vous n'en trouverez point qui ait meilleure volonté de vous être utile. Trop peu de temps me sépare encore de vous pour, que j'aie oublié qu'elles sont vos aspirations, vos besoins, — j'allais dire vos justes exigences — Mais si je m'enhardis à cette tâche de vous transmettre aujourd'hui l'enseignement que j'ai reçu de nos maîtres, c'est que je compte sur la sympathie dont vous m'avez donné tant de marques dans les différentes étapes de ma carrière médicale.

La chirurgie par son origine se perd dans la nuit des temps, elle remonte aux premiers âges du monde; à ce moment, où la férocité des humains inventa d'autres moyens de se détruire que les dents, les ongles et les poings, ces premières armes naturelles, comme le dit Lucrèce : *Arma antiqua manus, ungues dentesque fuerunt*. C'est, en effet, dans les guerres nombreuses qui marquèrent de leurs sceaux sanglants les diverses, grandes époques de l'antiquité que nous retrouvons des traces de la médecine militaire, et c'est à la suite de ces grands combats que nous voyons apparaître, pour panser les héros blessés, nos ancêtres sur les champs de bataille.

Dans les âges héroïques, Homère fait mention de Machaon et de Podalire, deux frères, fils d'Esculape, qui sont à la fois illustres guerriers et habiles chirurgiens.

Le premier guérit Ménélas de Tindare, il lava puis essuya avec soin la plaie, mais ne la suça pas, comme l'on fait croire certains textes. Si je mentionne ce fait, c'est que c'est à Machaon que l'on a voulu faire remonter cette pratique de la succion, née d'un zèle ou d'un dévouement mal compris et peu éclairé.

C'est ce même Machaon qui aurait retiré du pied de Philoctète la fameuse flèche, trempée dans le fiel de l'hydre de Lerne, qu'Hercule lui avait confiée. Quant à Podalire, après la guerre de Troie, jeté par la tempête sur des rivages inconnus, il aurait guéri la fille de Damothus. Celle-ci, tombée du faîte d'une maison, était restée sur le sol sans connaissance, sans doute à cause de la commotion de la chute; notre héros la *saigna* aux deux bras et la guérit. C'est là, Messieurs, le premier vestige de la saignée et si j'ai cité ces deux personnages, Machaon et Podalire, c'est qu'Hippocrate les revendique tous les deux pour ces aïeux.

Au reste, en leur absence, les chefs militaires les remplaçaient, et la chirurgie, qui devait tomber, au moyen âge, au pouvoir des barbiers et même des charlatans, était pratiquée à cette époque par d'illustres et même par de royales mains. Denis de Syracuse, en effet, qui est presque le contemporain d'Hippocrate, savait manier le fer et le feu, autrement qu'en tyran et entreprenait même des opérations chirurgicales.

Jusqu'à Hippocrate pourtant, tout est confus dans la pratique de cet art, toutefois on peut déjà tirer cette conclusion : que, tandis que les dieux faisaient concurrence aux médecins, la médecine s'exerçant surtout dans les temples; la chirurgie était l'apanage de mains non sacerdotales, les médecins des armées étant essentiellement laïques. Nous pourrions encore citer quelques exemples pris dans l'histoire; Critobule extrait la flèche de l'œil du roi de Macédoine que lui avait décochée le trop adroit Aster; Démocède se rend célèbre à la cour de Darius, en guérissant le satrape d'une entorse, probablement compliquée de fracture du péroné.

Vous parlerais-je, maintenant de celui qu'à bon droit, on nomme le père de la médecine? mais pour vous donner une idée de son œuvre, qui comprend autant de chirurgie que de médecine, il faudrait vous faire une nomenclature de toute la pathologie externe. L'encyclopédie hippocratique contient, en effet, d'immenses connaissances dont l'étendue et la précision étonnent encore la génération d'aujourd'hui; et l'on peut dire, qu'en fouillant bien ces lieux, plus d'une nouveauté, ou réputée telle, s'y retrouverait déjà mentionnée. C'est dans les nombreuses campagnes où il servit, qu'il puisa la plus grande partie de sa chirurgie, les plus nombreuses observations, et non seulement il suivit les armées, mais il exige que les jeunes médecins fassent de même, trouvant là une carrière féconde en occasions d'observer et de s'instruire. Si les écrits de ce grand homme sont arrivés jusqu'à nous, Messieurs, c'est qu'il ne parlait que de visu et qu'il avait poussé le culte de l'observation à ce degré suprême qui élargit les horizons qu'entrevoit le génie seul!

L'arme dont l'usage commençait à se répandre de son temps, était la fronde, elle dut lui fournir l'occasion de retirer souvent des corps orbes de l'intérieur des chairs. Ces corps étrangers, quelquefois forts petits, pénétraient assez profondément dans nos tissus et vous pouvez voir dans l'histoire des Gaules, combien nos premiers pères redoutaient les blessures qu'ils recevaient des frondeurs. Ces petites plaies, résultant de la pénétration d'une balle de plomb ou de pierre, les mettaient au désespoir. Honteux alors de ne pouvoir plus combattre, ils se couchaient sur le ventre et mordaient la poussière, tandis qu'une large blessure d'épée les rendait tout fiers et glorieux.

Après Hippocrate, c'est Ctésias qui guérit Artaxerce Memnon d'une blessure reçue à la bataille de Cunaxa; Cunaxa, village de Mésopotamie, près de l'Euphrate, et célèbre par la bataille qui s'y livra entre Artaxerce et Cyrus le Jeune, son frère. Celui-ci y périt, mais la victoire fut remportée par les Grecs que commandait le Lacédémonien Cléarque (401 av. J.-C.).

C'est Dioclès, de Caryste, qui invente un instrument pour extraire les traits par un point opposé à leur entrée, comme on extrait aujourd'hui les hameçons implantés dans les chairs. Il composa, si l'on en croit l'histoire, un traité de *Bandages et appareils.*

C'est Praxagore, le maître hardi d'Hérophile, qui poussait la témérité, dans la passion iliaque rebelle aux moyens médicaux, jusqu'à ouvrir l'abdomen et même l'intestin. Après quoi, il suturait l'un et l'autre.

Mais voilà que la Grèce s'éclipse devant l'aurore naissante de l'école d'Alexandrie.

Ptolémée, Lagus ou Soter, c'est le même, l'un des capitaines d'Alexandre, livre aux disciples d'Esculape des cadavres de suppliciés à disséquer. Hérophile et Erasistrate, profitant de ces dissections, fondent l'*anatomie*. C'est sur cette base solide que s'élèveront désormais les fondements de la chirurgie; et quand, aux préceptes de ce guide certain, se substitueront les théories et les spéculations de l'esprit, cette science s'obscurcira, perdant, avec sa certitude, les bienfaits de sa hardiesse.

Les découvertes d'Hérophile en anatomie (307 av. J.-C.) sont importantes: le *pressoir* d'Hérophile nous a transmis son nom. Il fit aussi de minutieuses recherches sur le *pouls*. Mais son histoire avec le sophiste Diodore Cronos prouve qu'il était aussi un bon chirurgien.

Diodore niait le mouvement. « Si quelque corps se meut, disait-il, ou bien il se meut dans le lieu où il est, ou bien dans le lieu où il n'est pas. Or, il ne se meut pas dans le lieu où il est ; car ce qui est dans un lieu y demeure, et, par conséquent, on ne peut pas dire qu'il se meut ; il ne se meut pas non plus dans le lieu où il n'est pas ; car un corps ne peut agir ni pâtir où il n'est pas. Donc rien ne se meut. » Par malheur, notre philosophe se mouvait tellement bien, qu'un jour il se luxa l'*épaule*, et il vint implorer les secours d'Hérophile. Celui-ci lui dit : « Ou l'os de votre bras s'est remué dans le lieu où il était, ou dans le lieu où il n'était pas ; or, il ne peut s'être remué, suivant vos principes, dans l'un ni l'autre lieu, donc il ne s'est pas remué. » Ce qui ne l'empêcha pas de réduire la luxation, après cette petite leçon.

Vous connaissez tous l'histoire d'Erasistrate (304 av. J.-C.), qui, appelé à la cour de Seleucus, découvrit la passion du fils de ce monarque, Antiochus, pour Stratonice, sa belle-mère, femme de Seleucus. Sa diplomatie, dans cette circonstance, fut à la hauteur de son coup d'œil médical ; ce qui prouve que le savoir-faire ne gâte rien. Ce médecin usait peu de la saignée, à laquelle il préférait les ligatures aux quatre membres. De nos jours, M. Gueneau de Mussy, dans sa clinique, conseille ce précieux moyen, auquel il a souvent recours.

Ammonius, le lithotomiste, était encore de l'école d'Alexandrie. C'est lui qui, le premier, eut l'idée de briser la pierre dans la vessie, et c'est ce qui lui valut ce surnom ; car alors on appelait, avec juste raison, la taille *cystotomie*, tandis que *lithotomie* désignait l'action de l'instrument sur le calcul, c'est-à-dire la lithotritie, cette belle et importante découverte qui semble née d'hier, et qui est si perfectionnée aujourd'hui.

La chirurgie, qui florissait sur les bords du Nil, n'était pas en aussi grande faveur dans la république romaine. Caton disait, en effet, que Rome n'avait pas d'ennemis plus redoutables que les médecins, et donnait l'exemple de la médecine des *simples*. Sa matière médicale n'était pas riche ; le *chou* en faisait tous les frais ; et Pline affirme que jamais le peuple et le Sénat ne se sont si bien portés que sous le règne de cette médecine, qui a duré six cents ans, c'est-à-dire jusqu'à Cicéron.

Syrus, l'acteur, appelait le luxe et la débauche les vices nourriciers de notre art. Cependant, le premier médecin qui s'établit à Rome fut Archagathus (535 av. J.-C.). D'abord reçu avec bienveillance, il trouva des clients reconnaissants qui l'appelèrent Vulnérarius (médecin des plaies). Puis, effrayés du fer et du feu qu'il prodiguait peut-être un peu trop, ces mêmes clients le surnommèrent Carnifex (bourreau).

Dans les guerres puniques, un certain Marus se montre bon chirurgien auprès de Régulus blessé. Un autre médecin figure à l'armée d'Annibal. Mais, d'après Silius Italicus, c'est par des charmes et du jus d'herbes qu'il guérit les blessures.

M. Ménière a recherché, dans les poètes latins, les passages qui peuvent éclairer l'histoire de la médecine.

Dans Ennius, l'Homère latin (240 av. J-C.), celui dont le fumier, disait Virgile, lui fournissait des perles, on trouve ces expressions de « chairs palpitantes, quoique privées de vie..., ces bouches entr'ouvertes qui achèvent, loin du tronc, la fanfare commencée... » Et enfin, dans sa tragédie d'Achille, la plainte d'Eurypile, auquel Patrocle arrache le trait qui l'a blessé à mort. A propos d'un guerrier dont on brise la tête sur un rocher, avec une pierre, on trouve ce vers qui a fait chercher bien des érudits, et qui n'est qu'un exemple de *tmèse*, faisant de la poésie imitative :

.... Saxo cere comminuit brum.

Dans les écrits de Plaute (227 av. J.-C.), où nous sommes fort mal traités d'ailleurs, nous trouvons plus de renseignements à glaner. S'il est vrai qu'il s'ébaudit à nos dépens, jouant sur les mots *medicus* et *mendicus* (mendiant), du moins ne va-t-il pas, comme Martial, jusqu'à nous traiter d'assassins, et, qui, pis est, de voleurs.

Ses écrits attestent l'union de la médecine et de la pharmacie, des médecins et des barbiers, tenant, comme Figaro, boutique ouverte sur rue. Il nous initie même aux honoraires de nos confrères de l'antiquité, qui étaient fort modestes, excepté chez les célébrités, qui ne craignaient pas de rançonner leurs riches clients. Nous avons un exemple de ce dernier fait chez un compatriote marseillais. Un certain CHARMIS, qui, sous Vespasien, s'établit à Rome, et se faisait payer 42,000 francs une visite en province, plus cher que Velpeau et Nélaton.

Plaute était plus instruit que le vulgaire et que bien des poètes contemporains. Il savait que le crachement de sang venait du poumon; que, pour apprécier la respiration, il fallait appliquer l'oreille sur la poitrine, et non la bouche sur la bouche, comme quelques médecins trop galants l'avaient préconisé.

Térence, plus poli, plus correct, plus décent, est moins naïf, moins vrai et moins au courant que Plaute. Nous pourrions continuer nos recherches dans Horace, Virgile, etc.; mais ces hommes appartiennent déjà au siècle d'Auguste, et c'est sous cet empereur qu'eurent lieu la première formation des armées permanentes et la création de la médecine *vraiment militaire.*

César, qui n'était probablement pas de l'avis de Caton, pour attirer les médecins à Rome, leur avait donné droit de cité; et Auguste, sous l'inspiration de MUSA, son médecin, l'immunité d'impôt.

Au temps de Cicéron, on cite ASCLÉPIADE, qui était son ami et celui de tous les grands de Rome, comme un charlatan fameux, bien qu'on lui dût ce demi-aveu : « La nature, c'est le médecin. » Il avait pour devise ces trois mots, qui résument notre art opératoire tout entier : *Tuto, cito* et *Jucondè.* Ce devrait être, Messieurs, la devise de tout chirurgien, en se rappelant que l'expression *Cito* a perdu de son importance depuis la découverte de l'anesthésie, et qu'il ne faut jamais sacrifier le *tuto* au *Jucondè.*

Dans un ouvrage fort intéressant sur la médecine militaire chez les Romains, vous trouverez ces mots et ces désignations spéciales de : *Médicus légionis*, *Médicus cohortis*, *Médicus castrensis,* donnés aux premiers ancêtres des Percy et des Larrey.

L'auteur, M. Brian, discute toutes ces expressions avec un talent qui fait honneur à son érudition. Il les a relevées sur des états de solde, où les fonctions médicales (*valetudinarii*) figurent à côté des *optiones*, ce que nous appellerions aujourd'hui des officiers d'administration. Donc, le médecin militaire était, avant tout, *soldat*. Il était enrôlé et immatriculé dans une centurie.

C'est de cette époque que date Celse, le Cicéron des médecins, qui était grand encyclopédiste, et peut-être général, mais, à coup sûr, peu médecin, si l'on en croit M. Broca. On l'a encore surnommé l'Hippocrate latin, peut-être, dit M. Boyer, parce qu'il a copié Hippocrate. M. Boyer est de Montpellier, où l'on a le culte du vieillard de Cos, et il ne veut pas que l'on touche à son Dieu. Quoi qu'il en soit, il est hors de doute que le traité de médecine de Celse nous est précieux, et que nous devons lui être reconnaissant de ce qu'il nous a conservé. D'accord avec Martial, il nous apprend qu'il y avait à Rome un grand nombre de spécialistes, et pour toutes les parties du *corps*.

A Auguste succèdent Tibère, Caligula, Claude, Néron, et la médecine est réduite à néant, si toutefois elle n'est pas mise au service du crime. Il faut pourtant dire que la profession médicale ne cessa d'être réglementée. Sous Claude, peut-être à l'instigation de son médecin, Scribonius Largus (42), paraît un décret qui affranchit les esclaves malades, abandonnés par leurs maîtres, quand ils peuvent revenir à la guérison. Si les maîtres veulent s'en défaire en les faisant périr, ils seront punis comme homicides. Heureuse tendance, Messieurs, qui, même sous un tyran païen, témoigne de l'influence secrète du christianisme naissant ! Les esclaves ne sont point encore des hommes, mais ils ne sont déjà plus des choses dont le propriétaire peut user à son gré.

Sous Néron, on trouve les *archiatri palatini*, attachés à la personne de l'empereur, ayant rang à la cour, et les *archiatri populares*, médecins officiels des villes. Tous émargeaient sur les registres de l'Etat ou des municipalités, et il paraît que dans le Code Théodosien et le *Digeste*, où je n'ai pas mis le nez, l'organisation médicale de l'empire avait de grands rapports avec la nôtre.

Sous les Antonins, les sciences et les arts renaissent, l'art médical se relève. Il est illustré par Archigène, d'Apomée (ville de Syrie); par Héliodore et Rufus (d'Ephèse). Enfin, un habile chirurgien, Arétée (de Cappadoce), précède le moment où Galien apparaîtra, à son tour, pour enrichir son époque des précieuses connaissances que nous lui devons. L'influence de ce grand homme fut considérable. Cependant, s'il faut en croire Severinus, il aurait retardé les progrès de la chirurgie par une pratique molle et timide, qui l'aurait empêché lui-même de conseiller ou d'entreprendre les cures qui demandent le secours du manuel opératoire.

On pourrait citer, comme ses contemporains, Coelius Aurelianus, le grand partisan de la diète, et Serenus Sammonicus, qui fut assassiné dans un grand festin, par ordre de Caracalla. La bibliothèque de ce médecin ne contenait pas moins de soixante-deux mille volumes, qu'il légua à son fils, et que ce dernier donna à Gordien III.

Après eux, je nommerai Léonidès, qui précisa les règles d'application du cautère actuel, et Antyllus, dont une méthode curative des anévrysmes a transmis le nom jusqu'à nous.

Citerai-je aussi Oribase (IVe siècle), l'homme le plus savant de son temps, le plus habile dans sa profession et le plus aimable dans la société? Les deux compilateurs, Aétius (VIe siècle), et Paul d'Egine (VIIe siècle)? L'art rétrograde, le culte de la science et des recherches est perdu, et nous entrons dans une phase barbare. C'est Paul d'Egine qui nous relie au monde ancien civilisé. Il vivait, en effet, dans le temps des conquêtes d'Omar, deuxième kalife des musulmans, l'an 25 de l'hégire, et précéda la chirurgie des Arabes. Celle-ci n'a rien de militaire, et, malgré l'esprit de conquête qui anime cette race envahissante, il ne semble pas que notre art ait été pratiqué à la suite de leurs armées.

Vers le milieu du VIIIe siècle, les Arabes commencent à traduire les auteurs grecs, et s'en servent pour cultiver la médecine et la chirurgie avec ardeur, mais non sans superstition. Du reste, ne pouvant se livrer à la pratique des dissections, ils se privèrent du secours de l'anatomie, et leur chirurgie ne tarda pas à tomber dans le plus grand discrédit. C'est Rhazès, il appartient déjà au xe siècle, qui nous transmet ce qu'il y a de plus saillant dans la pratique des Arabes. Il *prescrit* les traitements chirurgicaux, mais en laisse l'exécution aux chirurgiens, qui peuvent être, dès lors, considérés comme des médecins d'un ordre inférieur. Les spécialistes vont encore apparaître plus nombreux. Ce seront les brûleurs, les saigneurs, les tailleurs, les rebouteurs, etc.

Albucasis, plus chirurgien que Rhazès, qui florissait vers le commencement du xiie siècle, se plaint de l'état de langueur et d'abaissement où est tombée la chirurgie. Il a vu commettre les erreurs les plus graves. Uu chirurgien, en ouvrant un abcès du cou, divise une artère (probablement la carotide) ; le malade meurt d'hémorrhagie. Un autre, pour briser un calcul, arrache une partie de la vessie. Un troisième serre un appareil de fracture de manière à provoquer la gangrène du membre et la mort du blessé.

Voilà pourtant la pratique des médecins du monde civilisé d'alors.

Si nous montons vers le Nord, nous trouverons des lois et des édits promulgués par ces rudes conquérants, qui devaient un jour posséder la suprématie politique et intellectuelle, les Wisigoths. Dès le commencement du vi^{e} siècle (504), ils avaient un Code où l'on prenait soin de nous protéger :

« Si un médecin reçoit un élève pour l'instruire, il aura droit à 12 sous de récompense. »

Et ailleurs :

« Que nul ne mette en prison un médecin sans avoir ouï sa défense, excepté le cas d'homicide. »

Malgaigne, à qui nous devons ce renseignement précieux, fait observer que ce nom de *médecin* comprenait alors, et plus particulièrement les *chirurgiens;* car il est fait mention, un peu plus loin, des blessures faites aux esclaves, des saignées, de la cataracte, etc.

Théodoric, roi des Ostrogoths, avait pour médecin Rusticus Elpidius, diacre de l'église de Lyon, qui, en cette qualité, ne se livrait pas à la pratique de la chirurgie. C'est de ce moment que date la division de la médecine, exercée par les clercs, et de la chirurgie, livrée aux mains des laïques. Ceux-ci, d'ailleurs, n'avaient qu'à bien se tenir. Si le *malade* meurt après une saignée, le chirurgien sera livré aux parents pour en faire à leur volonté. Si c'est un esclave, il sera tenu d'en restituer le prix.

Charlemagne, cette grande figure historique, qui illumina le monde des clartés d'une civilisation nouvelle, aimait peu les médecins; et bien qu'il eût ordonné d'ajouter l'enseignement de la médecine à celui des sept arts, il se flattait de ne jamais suivre leur avis. On le conçoit, en songeant à sa constitution robuste et au peu de besoin qu'il eut des secours de notre art; car, durant toute sa vie, il ne fut malade que les quatre dernières années.

Plus tard, à l'époque des Croisades, la première eut lieu dans le XIe siècle, les guerriers, en portant leurs armes en Palestine, devaient fournir de nombreux blessés à panser et de nombreuses souffrances à soulager. Nous avons peu de documents sur la chirurgie militaire de cette époque chevaleresque. On sait que les châtelaines recueillaient dans leurs demeures les nobles chevaliers, et il est probable qu'elles mettaient à les soigner plus de poésie que d'intelligence. Mais les combattants ordinaires, les *soldats*, se réfugiaient dans les Hôtels-Dieu que les congrégations religieuses, et en particulier celles de Saint-Jean, avaient établis sur le parcours d'Europe à Jérusalem. Ces maisons charitables étaient desservies par des *frères chirurgiens*.

Dans son testament, Philippe-Auguste, qui accorda aux écoles de son royaume une protection si éclairée, fit à ces frères de Saint-Jean un legs particulier.

Au XIIIe siècle, Joinville, qui accompagna saint Louis en Terre-Sainte, parle en plusieurs endroits des chirurgiens :

« Quand il vint là, il ne pot parler: plusieurs des *cyrurziens* « et des *physiciens* de l'ost alèrent à li. » Ce qui prouve que l'armée n'était pas dépourvues d'hommes de l'art.

Malgaigne nous parle aussi de HUGUES DE LUQUES, le premier chirurgien, dit-il, que l'Europe moderne puisse citer avec honneur, comme prenant part à la croisade de Frédéric II

(1218), puis revenant à Bologne, où il exerça des fonctions médicales officielles jusqu'à sa centième année.

Dès le XIIIe siècle, Messieurs, les Universités commencent à être fréquentées par de nombreux élèves, avides de science, qui forment presque un parti avec lequel il fallait compter. Après la bataille de Bouvines, reconnaissants envers Philippe-Auguste de tout ce qu'il avait déjà fait pour eux, ils allèrent à sa rencontre, et « montrèrent, par leurs actions, la grande joie de leurs cœurs; ils firent une fête sans égale; et, s'il ne leur suffisait pas le jour, ils festoyaient la nuit à grands luminaires ; les écoliers dépensèrent moult en festins et bombances, et dura la fête sept jours et sept nuits. »

Je cite Henri Martin, Messieurs. Cela prouve qu'ils étaient sensibles à la gloire de la patrie, et que chacun manifeste son enthousiasme suivant son tempérament.

C'est au début de ce XIIIe siècle que brillèrent en Italie deux écoles rivales. L'Université de Bologne, dès l'année 1212, comptait dix mille étudiants; elle était représentée par HUGUES, THÉODORIC, son fils, et GUILLAUME DE SALICET, le précurseur de GUI DE CHAULIAC et le maître de LANFRANC. Celle de Salerne fut créée en 1237. ROGER DE PARME, ROLAND et les *quatre maîtres* la rendirent célèbre

En France, Montpellier, en 1220, et Paris, en 1270, eurent de véritables écoles, conférant les grades aux médecins et chirurgiens, et aux *chirurgiens* seulement. Il était temps que l'on mît un frein à la pratique si discréditée de notre art.

« La majeure partie de ceux qui l'exercent, dit Brunus, sont des idiots, des rustiques et des imbéciles; et, ce qui est plus horrible encore, des femmes viles et présomptueuses ne craignaient pas d'en faire abus. »

Probablement les sages-femmes de l'époque.

Malgaigne pense que c'est alors que les barbiers commencèrent à accaparer la petite chirurgie.

GUILLAUME DE SALICET surpasse tous ses contemporains. Il était de Plaisance, et écrivit sa chirurgie en 1275. Dans sa jeunesse, il avait suivi les armées, ainsi que le voulait Hippocrate, et raconte lui-même une cure qu'il fit alors sur un soldat de Bergame. Il y puisa, ainsi que dans ses voyages en divers endroits de l'Italie, où l'appelaient de riches clients, une grande expérience et y acquit une habileté consommée. Aussi parlera-t-il d'après lui-même et nous donnera-t-il une œuvre originale. Bien plus, Messieurs, il secouera un préjugé, longtemps fatal à la pratique de la chirurgie, en opérant *proprio manu*, lui clerc, et se glorifiant, dès lors, du titre de chirurgien.

Lanfranc, son élève, moins habile, mais plus érudit, chassé de Milan à la fin du XIIIe siècle, par un Visconti, chef des Gibelins, qui le trouvait trop Guelfe (ceux-ci étaient les libéraux de l'époque), vint à Paris, où il publia sa grande chirurgie, en 1296. C'est à la protection de Pitard qu'il dut d'enseigner la chirurgie « dans le séjour de la majesté royale, de l'étude, de la paix, recommandable par le savoir de ses médecins, » ainsi qu'il le dit lui-même. C'est là, en effet, qu'il était désireux de recevoir la consécration de sa renommée. Avant son arrivée à Paris on ne citait, comme chirurgien, que Pierre de la Brosse, barbier de saint Louis, plus connu par ses intrigues que par ses travaux, et que Philippe III fit pendre. Pitard, au contraire, prit part aux campagnes des armées que saint Louis mena en Terre-Sainte; et si, comme savant, il ne nous reste rien de lui, du moins devons-nous citer son nom, qu'on retrouve dans un édit de Philippe-le-Bel, dont la santé fut confiée à ses soins. Il fut nommé chirurgien au Châtelet, et c'est lui qui fit approuver par le roi les statuts par lesquels un collége de chirurgiens fut légalement constitué. Un enseignement régulier, de nombreuses ressources scientifiques, de nouveaux moyens d'instruction mis à la portée des étudiants, attirèrent à Paris une foule immense d'étrangers, avides de puiser à la source même les principes des nouvelles doctrines.

Au temps de Guy de Chauliac, le nombre des étudiants était si grand que, dans une procession de l'Université, le recteur, marchant en tête, entrait dans la basilique de Saint-Denis lorsque la fin de la procession était encore aux Mathurins.

C'est un remarquable spectacle, dit Follin, de voir, au milieu du xɪvᵉ siècle, cette multitude d'étudiants qui viennent, à travers la guerre, la peste et tous les fléaux, chercher la science dans cette grande Université de Paris ; ils viennent de tous les pays, et, se retrouvant plus tard sur les champs de bataille, souvent dans les rangs ennemis, ils se reconnaissent à ces mots : « *Nos fuimus in Galandia.* » (Nous étions ensemble dans la rue Galande [centre du quartier des études]).

Henri de Mondeville fut le disciple de Pitard, et, plus tard, chirurgien du roi, comme lui. Il suivit les armées pendant sa jeunesse, puis enseigna à Montpellier, et enfin à Paris, où il professa l'anatomie. Henri de Mondeville mérite de ne pas être oublié ; car, après lui, l'école de Paris rentre dans le silence le plus complet, et la chirurgie, de plus en plus dédaignée par les clercs physiciens, n'eut plus de chaire pour la représenter dans l'Université. Bien plus, en 1350, si l'on en croit Malgaigne, tout bachelier en médecine devait prêter serment, pour être admis à faire des cours, qu'il n'exercerait pas la chirurgie manuelle.

A l'époque dont nous parlons, l'Angleterre avait un pied, et bien large encore, sur notre continent ; les Anglais étaient reçus dans nos écoles au même titre que les étudiants français, et les ***Gaddesden*** et les *Ardern* qui brillèrent dans la Grande-Bretagne, non sans l'aide du charlatanisme, avaient puisé leurs connaissances, bagage bien léger, dans les facultés de Montpellier ou de Paris.

Nous arrivons, Messieurs, au milieu du xɪvᵉ siècle, et Guy de Chauliac apparaît ici comme un phare puissant qui jette sur tout le moyen âge sa resplendissante clarté, suivant l'expression de Malgaigne. Quoiqu'il ne fut jamais médecin militaire, nous ne pouvons omettre le nom de celui qui, avant A. Paré, mérita d'être appelé le restaurateur de la chirurgie française. L'influence qu'exerça sur cet art son œuvre fut immense, et on s'en fera une idée quand on saura qu'au milieu du xvɪɪɪᵉ siècle Laurent Verduc publiait encore, à l'usage des jeunes chirurgiens, une édition abrégée de sa *Grande chirurgie.*

Gui de Chauliac, c'est Follin qui nous l'a appris dans une

charmante conférence historique, était né dans le Gévaudan, à Chauliac, petit village du diocèse de Mende. A la fin du XIIIe siècle, il commença ses études médicales à Toulouse, mais vint bientôt à Montpellier, où il eut pour maître RAYMOND DE MOLIÈRES. Il y avait en cette école un centre brillant d'études médicales : beaucoup de manuscrits grecs et arabes ornaient sa riche bibliothèque. Guy devait en profiter et les utiliser plus tard. L'enseignement oral de la chirurgie était pratiqué par Bonnet (fils de Lanfranc), ce qui parut insuffisant à notre étudiant, qui se décida à entreprendre un long voyage à travers l'Italie. Il s'arrêta à Bologne, où il put disséquer des cadavres humains et entendre professer l'anatomie, en *quatre leçons*, par MONDINI DE LUZZI (1315). Il y étudia aussi la chirurgie, sous un nommé Albert, ce même médecin que Boccace fait figurer dans son Décaméron. Après un séjour plus ou moins long dans cette ville, il vint à Paris, puis se retira à Lyon; et enfin, après être venu prendre le bonnet de docteur à Montpellier, il se fixa définitivement à Avignon, où il devint médecin de Clément VI.

Pétrarque, le poète italien du XIVe siècle, qui en voulait beaucoup aux médecins, lui suscita des ennemis et des tracasseries, qui ne lui enlevèrent pourtant pas la confiance du pape, auprès duquel on le retrouve en 1348, l'année de cette fameuse peste noire. Il fut aussi le médecin d'Innocent VI, et enfin écrivit son grand ouvrage en 1363, pour charmer les ennuis de sa vieillesse. Guy écrivit en latin ; la traduction la plus ancienne que l'on connaisse est celle de Laurent Jaubert, en 1585.

L'éternel honneur de Guy de Chauliac, Messieurs, est d'avoir rendu l'étude de notre art facile, profitable à tous et les nations étrangères tributaires de notre patrie. Le XIVe siècle se résume tout entier dans l'œuvre de cet homme de génie. Aussi ne vous parlerai-je pas de la confrérie des barbiers ou école de Saint-Côme, ni de ses disputes avec la Faculté et l'Université.

Jusqu'au règne de Charles VII, tous les membres de la Faculté avaient été clercs; et ce n'est que lorsque le cardinal d'Etouteville, en 1452, eut abrogé la loi du célibat imposée aux médecins, qu'il leur donna des femmes et une famille, au lieu de bénéfices, que leur ambition s'éveilla. Ils pratiquèrent alors la chirurgie en s'associant, comme élèves et comme servants, la compagnie des barbiers.

C'est au xve siècle, qui vit naître tant de découvertes insignes, que la chirurgie se réveille d'un siècle d'ignorance. C'est avec l'imprimerie qu'elle va sortir de la petite science des manuels, appelés alors les guidons, les fleurs de guidon; c'est avec les nouveaux engins de guerre, avec l'emploi de la poudre à canon daus l'art militaire qu'elle va se transformer au point de vue des pansements et de la pratique opératoire; c'est avec la découverte de l'Amérique qu'elle va, sur un nouveau fléau, sur une nouvelle maladie, exercer son génie d'observation; enfin, c'est la prise de Constantinople qui va, refoulant les Grecs et les Juifs vers l'Occident, lui fonrnir l'occcasion d'étudier et de commenter leurs précieux manuscrits.

Ceux-ci étaient rares, au commencement du xve siècle, si l'on en croit l'anecdote suivante que j'emprunte à M. Verneuil :

« A cette époque, la Bibliothèque de Paris se composait d'un seul livre, et c'était un Rhazès. On y tenait, et pour cause.

« Le roi Louis XI prit un jour la fantaisie de meubler aussi sa bibliothèque; il demanda à emprunter le précieux exemplaire pour le faire copier. Grand émoi des docteurs auxquels le royal personnage n'inspirait qu'une confiance modérée. On négocia, et le livre fut prêté contre un gage équivalent. Un bourgeois de Paris fit l'affaire. Il déposa, en garantie, des écus d'or et de la vaisselle d'argent. Au bout d'un an, chacun rentra dans son bien; la Faculté reprit son Rhazès et le roi son auguste vaisselle. »

Il est vrai que Montpellier était mieux partagé; mais c'est dans la confrérie des *barbiers* que nous devons chercher les noms des chirurgiens militaires de cette époque.

Le chirurgien du duc de Guise était un barbier; celui de Charles VII pareillement; et Louis XI les aimait trop pour faillir à cet usage. Les armées, du reste, à cette époque. n'étaient point constituées comme de nos jours. C'était le règne malheureux des grandes compagnies qui dévastaient la France, et qui, chacune, appartenait en propre à son chef, grand seigneur, ou plus souvent aventurier. C'est à Charles le Téméraire que l'on doit la première organisation du service chirurgical militaire. Le magnifique duc de Bourgogne, dont la formidable puissance tint en échec si longtemps celle du roi de France, avait attaché un chirurgien à chaque compagnie de cent lances, soit environ un pour huit cents hommes; chaque lance représentant huit soldat, soit environ 22 pour les 20,000 qui constituaient l'armée de défense de son vaste duché.

Avant lui, il n'est guère fait mention que du corps des sergents du Châtelet, composé de 220 hommes, qui obtint, en 1405, le privilége d'avoir un « sirurgien pour leur curer leurs playes, blessures et *neurures*.

Lorsqu'Henri V entra en France, en 1415, avec une flotte et une armée puissantes, il n'emmena qu'un seul chirurgien, Thomas Marstède, qui s'engagea à conduire avec lui douze hommes de sa profession. Dans sa deuxième expédition, disette plus grande encore, il fut réduit à autoriser Marstède à faire embarquer de force tous les chirurgiens qu'il croirait nécessaire, et des artistes pour fabriquer leurs instruments. Comme médecin des armées, nous pouvons citer à la fin de ce XVe siècle, Gabriel Miron, médecin de Charles VIII, qui fit à sa suite la campagne de Naples 1495; —au commencement du XVIe, Louis Debourges, qui assista à la bataille de Pavie 1525 — et accompagna François Ier dans sa captivité. L'année précédente avait été marquée par la perte du chevalier Sans Peur et Sans Reproche, et l'on trouve dans le récit de cette mort glorieuse de Bayard, la phrase suivante qui atteste la présence d'un homme de l'art dans les camps :

« Le chirurgien qui avait pansé la playe du chevalier Bayard, montra à son barbier comme il le pansait et lui donna un onguent pour faire un emplastre qu'il devait lui appliquer tous les jours. »

Nous citerions encore FERNEL, médecin de François Ier et d'Henri II, s'il s'était occupé de chirurgie, mais nous devons une mention à VAVASSEUR, premier chirurgien de François Ier, qui lui fit créer une chaire de chirurgie au collége de France — ce fut GUIDO-GUIDI ou VIDUS VIDIUS, qui fut appelé d'Italie pour l'occuper. La chirurgie n'est point brillante en France, en ce moment, et ce n'est pas elle qui profita immédiatement de ces grandes découvertes du XVe siècle. L'Italie, au contraire, nous fournit des noms à citer, parce qu'ils furent non seulement illustres, mais en quelque sorte les précurseurs de notre grand génie chirurgical A. Paré. Ainsi c'est BENIVIENI, le créateur de l'anatomie pathologique ; VIGO, le médecin du pape guerrier Jules II, c'est encore BÉRANGER de CARPI, aussi grand chirurgien que grand anatomiste, qui s'occupa des plaies de tête avec un talent encore admiré aujourd'hui. C'est dans cet auteur et à propos des fractures du crâne, que nous relevons le passage suivant que je ne résiste pas à l'envie de vous citer, car c'est presque un axiome de clinique :

« *Oportet in quâcunque specie fracturæ advertere plura signa, et non uno, nec paucis contentari, sed majori parte.* »

C'est encore MICHEL-ANGE BLONDUS ou Biondo qui vante l'usage de l'*eau* pour le traitement des plaies.

Trois points importants de la chirurgie italienne méritent une mention — la *Rhinoplastie* — les nouvelles méthodes de pratiquer la *taille* (*avec le cathéter*) par le grand appareil et les *plaies* par armes à feu — à ces travaux se rattachent les noms de BRANCA, D'ALPHONSE FERRI, BARTHÉLEMY MAGGI, JEAN DES ROMAINS, MARIANUS SANCTUS, etc.

En Allemagne, Brunswig ou BRAUNSWIG, mettait au jour le premier traité régulier de chirurgie en langue allemande, qui nous soit connu, et GERSDORF décrivait et figurait dans son livre les instruments propres à extraire les projectiles lancés par la poudre à canon, il avait *pratiqué* lui-même de grandes opérations à l'aide de ces instruments.

LANGE, dans ses lettres, s'élève avec force contre la pratique qui consistait à brûler de la poudre sur les plaies d'armes à feu — il proscrit aussi l'usage des tentes et des sétons que l'on avait coutume d'introduire dans le trajet du projectile : mais ces travaux sont peu connus, ils disparaissent avec la fin de cette période, qui voit apparaître un homme vraiment extraordinaire, un véritable révolutionnaire, le précuseur de Descartes et de Bâcon, je veux parler de PARACELSE. Le premier, il a fait ressortir l'union étroite de la médecine et de la chirurgie, et si son livre est un fatras de drogues et d'emplâtres de toute nature qui a pu faire rétrograder la science, nous dirons avec Dezeimeris — ce sont ses idées et non ses topiques polypharmaques qu'il faut lui emprunter : Paracelse, après une vie des plus agitées, que je ne puis vous retracer ici, mourut en 1541 à l'hôpital de Salzbourg, en plein XVIe siècle, par conséquent.

Ce XVIe siècle, Messieurs, qui commence avec François Ier, le père des lettres, et finit à Henri IV, le plus grand roi ou au moins le plus français; qui compte Rabelais et Montaigne, Ronsard et Malherbe, sans parler des autres; qui de l'autre côté de la Manche, vit sous une grande reine, s'épanouir le génie de Shakespeare ; devait encore être illustré par un grand chirurgien que toutes les nations d'une voix unanime ont proclamé *le père de la chirurgie moderne.* Vous avez nommé Ambroise Paré.

Ambroise Paré naquit, en 1517, à Laval, et Malgaigne, digne commentateur d'un si grand homme, nous retrace sa vie dans un tableau aussi exact que saisissant. Je ne puis qu'en extraire quelques traits principaux, mais à regret, car l'esprit se repose volontiers sur les pages qu'ont inspirées la science, la piété et l'honnêteté de ce pauvre barbier, devenu par la patience et le génie, c'est tout un, a dit Buffon, la plus grande personnification de notre belle profession.

Paré, après avoir passé quelques années dans la boutique d'un barbier de Paris, dont il ne nous a pas conservé le nom, car il est probable qu'il n'était pas doux à ses élèves, entre à l'hôtel-Dieu de Paris pour prendre des fonctions qui se rapprochaient sans doute de celles de l'internat actuel. Il y resta trois ans (1533 à 1536), et il a gardé un bon souvenir de cette vie, à la fois si gaie et si studieuse de l'hôpital, que nous n'oublions jamais complètement.

Dans son *apologie*, il raconte qu'un médecin de Milan s'émerveillait de son savoir, et il ajoute, non sans quelque orgueil, car à cette époque il était encore bien jeune :

« Mais le bonhomme ne sçavait pas que j'avais demeuré trois ans à l'Hostel-Dieu de Paris, pour y traiter les malades », et dans son avis au lecteur, il y revient :

« Faut sçavoir que par l'espace de trois ans, j'ai résidé à l'Hostel-Dieu de Paris, où j'ai eu le moyen de veoir et connaistre (eu esgard à la grande diversité de malades y gysans ordinairement) tout ce qui peut estre d'altération et maladie au corps humain ; et ensemble y apprendre, sur une infinité de corps morts, tout ce qui se peut dire et considérer sur l'anatomie, ainsi que souvent j'en ay fait preuve suffisante, et cela publiquement aux escholes de médecine. »

Ainsi, Messieurs, A. Paré, comme un vrai chirurgien, avait compris de bonne heure que la connaissance de l'anatomie est le vrai, le seul guide qui affermisse la main et donne à cette science l'exactitude qu'on ne lui a jamais contestée.

En 1536, il n'avait que 19 ans et partit cependant comme premier chirurgien de M. de Monte-Jean, colonel général de l'infanterie française. Il n'avait jamais été témoin des horreurs d'un champ de bataille, il n'avait même jamais vu de plaies d'armes à feu et n'avait pour tout bagage scientifique sur la matière que ses lectures de Jean de Vigo ; mais il avait la volonté d'être à la hauteur de sa tâche. C'est à la suite de l'affaire du Pas-de-Suze, que son intelligence épiant le hasard devait l'amener du premier coup à une importante découverte. On pansait à cette époque les plaies de guerre avec de l'huile bouillante et on les cautérisait toutes ainsi ; mais ce précieux liquide venant à lui manquer, il ne put s'en servir sur un certain nombre de blessés, ce qui l'empêcha de dormir toute la nuit. Le lendemain matin, quel ne fut pas son étonnement, quand il vit les malades pansés avec l'huile plus souffrants que ceux sur lesquels il ne l'avait pas employée. Vous savez le reste... en 1545, encouragé par le grand anatomiste SYLVIUS, il faisait paraître son livre des ***Plaies** d'**harquebuses***, qui révolutionnait la chirurgie des pansements. Cette même année, nouvelle campagne. Il assiste au siége de Boulogne, où le duc de Guise reçut ce terrible coup de lance qui lui valut l'épithète glorieuse de Balafré. Notre chirurgien nous raconte la façon dont fut extrait le tronçon de lance qui pénétrait dans la tête, la traversait et offrait au-dessous de l'orbite peu de prise pour l'extraction. — Ce fut à l'aide d'une tenaille de maréchal-ferrant et en plaçant le pied sur la tête du prince de Joinville (duc de Guise), non sans quelque peine et beaucoup de force, que fut retiré cet énorme corps étranger. Dans son récit, Paré ne parle guère de lui, de sorte que l'on n'est pas certain qu'il ait opéré lui-même, bien que généralement on lui fasse gloire de cette cure.

Cette anecdote montrerait son habileté, celle-ci mettra en évidence une vertu non moins précieuse.

Un soldat de la compagnie de Rohan, allant en maraude, fut blessé de douze coups d'épée; la compagnie, devant partir le lendemain et le croyant mort, on avait déjà creusé la fosse où on voulait le jeter. A. Paré réclama en sa faveur, le fit placer sur une charrette, lui fit office de médecin, de chirurgien, d'apothicaire et de cuisinier, et, fit si bien, qu'il le guérit. L'admiration fut au comble, et dès lors sa réputation pénétra dans les derniers rangs de l'armée, où son nom devint populaire à tout jamais.

Une autre cure qui lui inspira une deuxième grande découverte le mit encore plus en relief et légua son nom à la postérité.

Un gentilhomme du vicomte de Rohan reçut un coup de couleuvrine à la jambe, qui nécessita l'amputation. Il y avait peu de temps que dans une circonstance semblable, A. Paré avait conseillé l'emploi du cautère actuel contre l'hémorragie des amputés; mais ses réflexions devaient l'amener à agir autrement ici. Puisque dans les plaies récentes on a conseillé de lier les veines, se disait-il, pourquoi n'en ferait-on pas autant des artères après les amputations. Voilà, Messieurs, ce qui lui fit découvrir la ligature des vaisseaux, et voilà ce qui nous explique aussi comment on a pu attribuer cette découverte à d'autres chirurgiens que lui, Bertapaglia, par exemple, et même à des chirurgiens de l'antiquité qui avaient parlé de ligature. Ce qui caractérise les deux grandes *trouvailles* de Paré, c'est le soulagement immédiat qu'elles procurent aux blessés. Reportez-vous au temps où l'on ne connaissait pas l'anesthésie et faites-vous une idée de l'horreur que devaient inspirer au pauvre malheureux que l'on devait amputer, ce couteau rougi à blanc et ces pansements à l'huile bouillante. Paré n'eut-il fait que changer cette routine barbare, que son nom mériterait d'être inscrit en lettres d'or sur le frontispice du Panthéon.

Cependant notre pauvre barbier était arrivé à une grande faveur, il avait été nommé premier chirurgien du roi.

Cet honneur était périlleux, on était en 1552, le duc de Guise, enfermé dans Metz, avait à souffrir toutes les horreurs d'un siége. La population était démoralisée, les médicaments manquaient, les malades mouraient et déjà le mot de poison circulait parmi les soldats. Paré y est envoyé par le roi, il pénètre dans la place et arrive près du duc de Guise, qui le présente le jour même sur la brèche aux princes, seigneurs et capitaines. Tous l'embrassent avec effusion et considèrent son arrivée comme un véritable bienfait. Elle ne contribua pas peu, en effet, à relever le courage de la garnison et l'on sait que c'est devant la valeur française de cette campagne que vint se fondre la formidable armée du puissant empereur d'Allemagne. C'est dit-on pendant ce siége que Charles-Quint eut pour la première fois la pensée de se faire moine.

A peine dans Metz, Paré raccoutre la jambe de M. de Magnane et décide qu'on trépanera M. de Bagneno, frappé d'un éclat de pierre à la tête et qui depuis 14 jours était sans connaissance ; il les guérit tous les deux.

L'année suivante, à Hesdin, où rien n'avait été prévu pour les blessés, où l'on ne trouvait point de lits, point de linge, point d'aliments convenables, point de médicaments, Paré est consulté sur la reddition de la place, preuve évidente du cas que l'on faisait de lui. « Je la signerai, répondit-il, des deux mains et de mon propre sang, car il ne suffit pas au chirurgien de faire son devoir envers les malades, mais il faut que le malade fasse le sien, et les assistants, et les choses extérieures. » On se rendit et il fut lui-même fait prisonnier.

Je ne ne vous raconterai pas la perplexité dans laquelle il se trouva, ni comment, après s'être trahi dans l'embaumement de M. de Martigues par une savante leçon sur les rapports de la carodite, il eut le courage de refuser au duc de Savoie, chef de l'armée victorieuse, qui voulait le prendre à son service, de servir jamais les étrangers, simple et noble réponse qui a bien son prix encore aujourd'hui.

La reconnaissance du gouverneur de Gravelines, qu'il guérit d'un ulcère à la jambe datant de 7 ans, lui rendit la liberté et il rentra enfin dans Paris, ou Henri II le reçut avec joie.

En 1561, Paré put observer sur lui-même les fractures compliquées de plaie. Il se cassa, en effet, la jambe, dans une chute de cheval et les os firent issue hors la peau et percèrent même la chausse et la botte. Son observation rapportée par lui-même témoigne à la fois de la sûreté de ses principes et de la fermeté de son courage.

Enfin en 1563, ou 64, nous le retrouvons au siége de Rouen, aux prises avec la *pourriture d'hôpital*. La cause de cette redoutable complication des plaies, pas plus que celle de *l'infection purulente*, n'échappa à son génie observateur et il posa comme première indication de batailler contre *l'altération de l'air* et la *putréfaction* de la *plaie*. A ce même siége, il perdit son ancien protecteur le roi de Navarre, d'une plaie articulaire produite par une balle qui resta logée dans l'épaule. Il prévit l'issue funeste de ce traumatisme, contre l'avis de tous les consultants. Plus tard encore, dans un voyage en Province où il accompagna

Charles IX, il fut atteint de la *peste* et eut deux *bubons*, un sous l'*aisselle,* l'autre sur le *ventre.* Il eut le bonheur d'en échapper et rentrant dans Paris, il y trouva non plus la peste mais la petite vérole. Il se dévoua au service des malades, trop nombreux pour les seuls médecins, et c'est là, Messieurs, la double cause qu'il lui fit écrire un traité de la *peste*, et un autre de la *variole*, voulant, suivant son grand principe, écrire et consigner les faits pathologiques qu'il avait observés.

Messieurs, je n'en finirais pas, si je voulais vous dire toute la vie de notre illustre chirurgien, et je m'arrête, non sans vous recommander, si vous êtes curieux de plus amples détails, de lire l'introduction de Malgaigne, aux œuvres de ce grand maître.

Il mourut en 1590, à un âge qui ne lui avait pas permis de suivre Henri III hors de Paris. Ce fut pendant ce siége mémorable, chanté par Voltaire dans sa *Henriade*, que quatre mois avant sa mort, il fit entendre à l'archevêque de Lyon des paroles de paix et de miséricorde en faveur du peuple réduit à la famine, et ce fut à son grand âge et à sa constante probité qu'il dut, comme Solon, de pouvoir dire toujours la vérité.

Voilà, Messieurs, les services que Paré rendit à la chirurgie; voilà ce qu'il donna de considération au chirurgien, qui avant lui était si peu considéré. Il mit notre profession sur un piédestal tel qu'un siècle plus tard, le grand Bossuet pouvait, sans déroger à la noblesse de son style, faire cette comparaison sublime; « c'est ainsi que Dieu, comme un chirurgien, avec son couteau affilé et à deux tranchants à la main, qui est sa parole, pénètre les jointures, les moelles, les pensées et les intentions les plus secrètes. »

Devant la gloire d'A. Paré, s'éclipsent toutes les personnalités de l'époque, je veux cependant faire mention d'un chirurgien illustre aussi et trop peu connu, sur lequel j'aurais peut-être un jour l'occasion de vous faire une conférence, c'est Franco, c'est un compatriote, il est provençal et est né à Turriers, près Sisteron. Vous savez que son procédé pour la taille est encore employé aujourd'hui et que dans un éclair de génie, il créa, sur le champ même, le haut appareil, c'est-à-dire, la taille *sus-pubienne*. Son traité sur les *hernies* est remarquable, mais ses œuvres sont rares et je n'ai pu encore me les procurer.

Quelques années après la mort du chef de cette grande famille des médecins des armées, de Paré, en 1597, Sully, sous les inspirations d'Henri IV, créa les premiers hôpitaux militaires pour le service de l'armée qui assiégeait *Amiens*. On apprécia tellement les soins qu'on y recevait que « beaucoup de personnages, de marque et de qualité, s'y firent transporter pour y être mieux traités et mieux accommodés qu'à Paris. » En 1630, Richelieu reprend l'organisation des hôpitaux militaires et des ambulances à la suite des armées, pour la campagne d'Italie et pour donner un témoignage de sa satisfaction aux chefs de ces services, il les nomme *chirurgiens majors des camps et des armées*, une solde relativement élevée pour l'époque leur est allouée.

150 livres pour les médecins.

120 et 100 livres pour les chirurgiens.

Enfin, il y est aussi fait mention des *aides* et des *sous-aides*.

Jamais pourtant la medecine ne fut plus abaissée qu'au XVIIme siècle et ce n'est pas sans raison que Molière a lancé ses satires contre nos confrères d'alors. Il suffit de lire certaines consultations des médecins de Louis XIV pour se convaincre que le grand imitateur de Plaute et de Térence, n'avait pas à chercher bien loin ses types.

La chirurgie, elle, se sauva du burlesque, attaché à jamais aux médecins de ce temps et l'on pourrait citer plusieurs ouvrages dignes d'être conservés et même lus à notre époque.

Beloste servit avec distinction dans les armées du roi très-chrétien et les hôpitaux de France, il mourut en 1697, laissant un traité de chirurgie estimé.

Dionis était déjà un chirurgien célèbre, quand il fut appelé, par Louis XIV, à professer l'anatomie au *collége* royal du Jardin des plantes.

Les encouragements du grand roi ne pouvaient manquer d'influencer fort heureusement l'émulation des chirurgiens et c'est vraisemblablement de cette époque que date si non l'enseignement clinique, du moins l'habitude de faire étudier aux élèves la chirurgie auprès des malades. Du reste, les leçons de Duverney, Littre, Méry, Winslow, attiraient à Paris, un grand nombre d'auditeurs, tous désireux d'être témoins des grandes opérations chirurgicales et des procédés employés par ces maîtres.

La chirurgie des champs de bataille ne fournissait aussi que trop de leçons du même genre. Elle inspira heureusement le grand monarque à formuler, en 1708, un édit portant création d'offices de conseiller de sa majesté, médecins et chirurgiens, inspecteurs généraux et majors, à la suite des armées. C'est par cet édit que sont créés des médecins spéciaux différents des médecins civils commissionnés et que le service de santé militaire devait être définitivement constitué ainsi qu'il suit :

4 médecins inspecteurs-généraux, conseillers du roi.
50 conseillers, médecins-majors pour hôpitaux.
4 conseillers, chirurgiens-inspecteurs généraux.
4 chirurgiens-majors des camps et des armées
138 chirurgiens-majors, divisés en 2 catégories { hôpitaux. / régiments.
———
200 — Ce personnel s'élevait donc à 200 — malheureusement ces offices, qui devaient être achetées par les titulaires, ne furent pas remplies et furent supprimées par Louis XV, en 1716.

Un arrêté de 1719, fixe la solde et les rations dont les médecins et chirurgiens doivent être pourvus en campagne. Les émoluments étaient encore assez élevés, puisque un simple chirurgien-major avait 390 livres par mois et 6 rations; un aide-major, 150 livres. Si vous tenez compte de la valeur relative de l'argent, vous serez convaincus que l'on payait no confrères un peu plus qu'à présent.

Nous voilà arrivés, Messieurs, à un moment de l'histoire où un homme, qu'on pourrait appeler le Saint-Vincent-de-Paul de la chirurgie, fit sentir l'influence de ses bienfaits, plus encore que de sa science sur tout le XVIIIe siècle. Lapeyronie, qui était déjà célèbre sous Louis XIV, fut le premier chirurgien de Louis XV ; ce serait un mince titre de gloire, s'il ne se fut servi de sa charge pour disposer favorablement le roi envers les chirurgiens et les institutions qui marquent cette époque féconde pour notre art. Il créa de ses propres deniers, des chaires nouvelles ; au nombre de 8 à Paris, de 6 à Montpellier, sa ville natale ; et para à tous les frais de leur maintien. Après avoir répandu ses largesses à pleines mains et ses bienfaits sur toutes les classes de la société, il obtint du roi de séparer à jamais, des chirurgiens, la compagnie des barbiers, — d'exiger des élèves, une éducation libérale et des titres académiques — de relever enfin la *maîtrise* en chirurgie, en rendant son accès difficile par de sévères examens.

Par son inspiration, en 1750, l'école pratique de chirurgie est fondée, et en 1776 on lui annexera un hospice où sera créé un enseignement clinique. Voilà, Messieurs, bien des titres à la reconnaissance de la postérité et surtout des chirurgiens, mais ce n'est pas tout, car c'est à lui que l'on doit plus spécialement la création de l'*Académie de chirurgie,* cette docte compagnie qui, durant soixante ans, donna à l'Europe son code chirurgical. Première réunion d'égaux où brillent les noms illustres des Mareschal, des Quesnay, Ant. Louis, J.-L. Petit et Desault, associés pour le progrès de notre art.

Avant eux, nous aurions pu citer Ledran, qui se fit une grande réputation par ses cures, dans les armées et notamment par la guérison du maréchal de Villars, blessé à la jambe, par un boulet de canon, à la bataille de Malplaquet.

Ce chirurgien, mourut en 1720 et Louis en fit un éloge pompeux, mais mérité.

Les deux buts poursuivis par l'Académie de chirurgie,

furent la simplification de la chirurgie et la substitution de la chirurgie conservatrice à la médecine opératoire.

« Si le chirurgien, dit J.-L. Petit, montre sa valeur par l'art avec lequel il exécute des opérations compliquées, difficiles, dangereuses, il la montre bien plus encore quand il parvient à les éviter. » Rappelez-vous ces préceptes, Messieurs, et ne vous laissez jamais aller à la facile gloire d'exécuter brillamment une opération inutile ou dangereuse pour le malade.

En 1793, quand la tourmente révolutionnaire abolit toutes les institutions et passa sur les sociétés savantes, l'Académie de chirurgie n'échappa pas à la loi d'abolition, mais son âme l'avait déjà quittée depuis un an avec Ant. Louis — mort comme vous le savez, en 1792. Cette expression consacrée, vous dit assez combien l'illustre secrétaire animait la docte société et comment il était le lien qui unissait ses collègues. Le cénacle était démoli, mais DESAULT, mais CHOPART, mais SABATIER, mais PERCY, qui en avaient fait partie, allaient en continuer l'esprit. — Leurs efforts seront isolés, mais encore efficaces — et tandis que Percy portera ces principes *dans les armées*, trop souvent en branle, de la république et de l'empire; les leçons de *clinique* de Desault, ses leçons sur l'*anatomie chirurgicale*, dont il peut revendiquer en quelque sorte l'invention, jetteront, dans un fertile terrain, le germe de la grande école moderne de Paris, personnifiée plus tard dans le plus illustre clinicien du siècle, DUPUYTREN.

En 1789, on proclame des principes nouveaux; en 1793, on détruit tout — on fait table rase du passé, et aucune institution ne dut désormais dater ses actes que de l'an I de la République.

Il fallait pourtant des chirurgiens pour ces milliers d'hommes que la France lança sur sa frontière, et c'était le moins que put faire la patrie pour les enfants qui allaient tomber en la défendant. Mais comme depuis Molière, on n'improvise pas un médecin malgré lui, on réquisitionna ceux qui existaient sur le territoire, et leur nombre s'éleva bientôt à un chiffre considérable, puisqu'il était de 9 à 10,000 — au début de 1794.

Le vice de ce recrutement, qui n'était qu'un expédient, ne tarda pas à se faire sentir et l'on dut, désormais, parer aux inconvénients de la *réquisition*, c'est pour cela qu'on créa les écoles militaires de santé, qui auraient donné de meilleurs résultats, si la France eût été moins remuante ; mais 22 années de guerre, entre lesquelles on pouvait à peine se reconnaître, devaient inaugurer la République et fermer l'ère du premier empire, clore le XVIIIe siècle et commencer le nôtre. Heureux, aurions-nous été, si la paix d'Amiens, qui marqua sa première année, se fût prolongée jusqu'à nos jours.

Dans ce renouvellement incessant des armées, bien des chirurgiens, célèbres à d'autres titres, passèrent sous les drapeaux, soit temporairement, soit d'une façon permanente.

Parmi les premiers : Pelletan, Dubois, Roux, Récamier, Broussais, Lisfranc et enfin Boyer lui-même, mettent leurs lumières au service de nos soldats.

Dans la deuxième catégorie, nous comptons autant d'illustrations que de noms : Sabatier, Boizat, Benezeck, Dupont, Noel, Saucerotte, Lombard, Thomassin, Lagrésié, Heurteloup, Percy et Larrey — Larrey, Messieurs, je m'arrête, — c'est là, peut-être avec Percy, la plus grande figure moderne de la chirurgie militaire ; c'est le praticien le plus accompli, qui a le mieux connu le soldat, ses besoins, ses aspirations, ses souffrances, ses misères, parce qu'il les a lui-même partagés. Celui qui mérita le surnom du *plus honnête homme de son temps*, nous a laissé des documents militaires fort importants au point de vue pathologique — son œuvre est colossale — c'est à la fois un monument de science et un modèle de charité, de dévouement et d'abnégation. C'est lui qui, au milieu de nos chants de victoire, ose montrer le trop sanglant revers de la médaille et c'est le même homme qui, dans nos défaites meurtrières, avec un égal sang-froid, soulage les fatigues et combat les douleurs de nos guerriers. Il calme le capitaine dans l'énivrement du succès, il le remontera de l'abattement de nos revers. S'il montre toujours le même courage, le même culte du devoir, c'est qu'il parle toujours aussi au nom de l'humanité, pour réclamer les droits imprescriptibles du vaincu.

En Egypte, il est avec le jeune général au pied des Pyramides; comme à Moscou, il est avec l'Empereur, sur les bords glacés de la Bérésina ; et dans ces deux climats extrêmes, il obtient pour le transport des blessés, les équipages de l'état-major et même ceux de Napoléon.

Il est à Austerlitz, à Friedland, à Wagram, partout où sont marquées les étapes de l'épopée impériale ; mais il est aussi à Waterloo et ne quitte son poste, son ambulance, que pour tomber entre les mains des Prussiens, frappé de deux coups de sabre.

Je termine ici, Messieurs, cette histoire de la chirurgie militaire qui, bien qu'abrégée, vous paraîtra peut-être un peu longue! Aussi bien retrouverons-nous Larrey, avant peu, ainsi que nos contemporains déjà renommés, dont je ne veux citer ici aucun nom, de peur qu'un oubli involontaire puisse me faire taxer de partialité. — Certes, nous pourrions dire encore beaucoup de bien d'eux; car ils en ont fait beaucoup; mais ce que je voudrais vous avoir fait comprendre; la pensée que je voudrais vous voir emporter d'ici, aujourd'hui, c'est qu'à côté des horreurs du carnage et de la férocité humaine, nous avons un grand devoir à remplir au nom de la civilisation et de la charité ; — c'est qu'enfin le chirurgien doit personnifier le dévouement même, ce dévouement qui, franchissant les frontières d'une nationalité, lui fera réaliser, au profit de la science, ce rêve qui en politique est une utopie, je veux dire : la République universelle.

www.ingramcontent.com/pod-product-compliance
Lightning Source LLC
LaVergne TN
LVHW052013160826
845678LV00003B/1038